DES CAUSES DE MORT

DANS LE

RHUMATISME ARTICULAIRE

AIGU

PAR

Louis CABON DE MESORMEL,
Docteur en médecine de la Faculté de Paris.

PARIS
A. PARENT, IMPRIMEUR DE LA FACULTE DE MEDECINE
29-31, RUE MONSIEUR-LE-PRINCE, 29-31

1879

DES CAUSES DE MORT

DANS LE

RHUMATISME ARTICULAIRE

AIGU

PAR

Louis CABON DE MÉSORMEL,
Docteur en médecine de la Faculté de Paris.

PARIS
A. PARENT, IMPRIMEUR DE LA FACULTE DE MEDECINE
29-31, RUE MONSIEUR-LE-PRINCE, 29-31

1879

A LA MÉMOIRE DE MON PÈRE

A MA MÈRE

A MES PARENTS

A MES AMIS

A MON PRÉSIDENT DE THÈSE

M. LE PROFESSEUR LABOULBÈNE

Médecin de l'hôpital de la Charité,
Officier de la Légion d'honneur.

A MES MAITRES DANS LES HOPITAUX

DES CAUSES DE MORT

DANS LE

RHUMATISME ARTICULAIRE AIGU

INTRODUCTION.

Le rhumatisme articulaire aigu, disent tous nos auteurs classiques, compromet rarement la vie, et c'est surtout au point de vue de l'état ultérieur de la santé qu'il présente une gravité réelle, parce qu'il expose les malades aux récidives, et laisse trop souvent, comme trace de son passage, une affection cardiaque incurable. Mais il faut bien le reconnaître cependant, ils ne sont malheureusement pas trop rares les cas dans lesquels des complications viscérales viennent donner à la maladie un caractère de gravité immédiate.

Dans le courant de nos études médicales, nous avons eu, à diverses reprises, l'occasion d'observer des malades qui, dans la cours d'une attaque de rhumatisme articulaire aigu, ont été subitement emportés par des accidents imprévus.

Ces faits, précisément à cause de leur caractère exceptionnel, avaient attiré notre attention et nous avaient engagé à faire sur ce point quelques recherches qui nous ont plus tard inspiré la pensée de prendre, pour sujet de notre thèse inaugurale, l'étude des nombreuses causes de mort qui peuvent se rencontrer dans le rhumatisme articulaire aigu.

C'est en prenant pour point de départ les observations que nous avons pu recueillir, et en nous aidant des nombreux travaux qui ont été publiés sur le rhumatisme articulaire aigu que nous avons exécuté ce travail que nous venons soumettre aujourd'hui à la bienveillance de nos juges.

Qu'il nous soit permis, à cette occasion, d'adresser à notre cher maître M. le professeur Laboulbène les remerciements que lui doit notre reconnaissance pour ses excellentes leçons et la constante bonté de son accueil.

DIVISION DU SUJET.

Nous ne diviserons pas en quelques grands chapitres l'ensemble des faits que nous avons à exposer : d'une part, ils sont trop multiples, et de l'autre ils ont trop de liens entre eux pour nous permettre d'adopter utilement cette façon de procéder. Nous préférons les répartir dans une série de paragraphes pour lesquels nous adopterons l'ordre suivant.

D'abord, nous étudierons les conditions générales de mortalité dans le rhumatisme articulaire aigu, et sa fréquence suivant les âges et les prédispositions individuelles.

Puis, nous passerons successivement à l'étude de chacune des complications qui peuvent amener une terminaison fatale, en insistant surtout sur les accidents cérébraux et pulmonaires dont nous avons recueilli quelques exemples que nous rapporterons.

Les attaques de rhumatisme articulaire aigu, dit secondaire, nous occuperont peu, et nous essaierons même de montrer que certaines formes, telles que la forme pyémique, par exemple, ne doivent pas être rattachées au rhumatisme.

Enfin, dans un court résumé, qui sera comme la conclusion de notre travail, nous essaierons de grouper par ordre de fréquence, dans le rhumatisme articulaire aigu, les diverses causes de mort que nous aurons passées en revue.

I.

DE LA MORTALITÉ DANS LE RHUMATISME ARTICULAIRE AIGU.

De toutes les affections aiguës, le rhumatisme articulaire est sans contredit une des plus fréquentes, et il suffit pour s'en convaincre de jeter un coup d'œil sur les statistiques de M. Besnier. D'après cet auteur, les malades entrés dans les hôpitaux pour y être traités de cette affection formeraient 4 pour 100 des entrées totales et à Vienne même ce chiffre, pour l'année 1874, se serait élevé à 5 pour 100. De pareils chiffres montrent tout l'intérêt que présente l'étude d'une maladie qu'on rencontre si fréquemment et sur l'issue de laquelle on ne saurait être fixé d'abord. Au début, on est en présence de l'inconnu non-seulement pour l'évolution ultérieure de la maladie, mais encore pour les phénomènes actuels et c'est à tort que l'on a dit que le rhumatisme articulaire n'était pas une maladie dangereuse. Car, dans les cas les plus légers en apparence, à tous les âges de la vie, dans toutes les conditions la mort peut être la conséquence immédiate de l'attaque, et elle survient parfois avec une rapidité effrayante, précédée de symptômes dont aucun traitement ne peut enrayer le développement. En se rapportant encore aux tableaux statistiques des hôpitaux, on voit en effet que pour le rhumatisme articulaire ce chiffre de décès est de 0,293 pour 100 décès de toutes les autres maladies réunies et que sa mortalité relative s'élève à 1,65 pour 100 cas de cette affection. M. Besnier à qui nous avons emprunté ces chiffres fait observer en même temps qu'ils sont au-dessous de la réalité, parce que les décès sont souvent enregistrés d'après les accidents immédiats qui ont causé la mort, et qu'il n'est pas toujours fait mention de la cause première qui en avait favorisé le développement. Aussi, d'après cet auteur, le chiffre réel de la mortalité serait de 4 pour 100 malades atteints de rhumatisme articulaire aigu. C'est on le voit un accident qui sans être très-fréquent, étant donné la fréquence de l'affection, se rencontre cependant assez souvent pour mériter d'attirer toute notre attention. Aussi, avant d'entrer dans l'étude de chaque cause de mort en particulier, allons-nous examiner d'abord les conditions générales qui peuvent y prédisposer.

Les influences extérieures n'ont pas sur le rhumatisme l'action qu'on serait porté tout d'abord à leur attribuer. Sydenham le premier a écrit que le rhumatisme se montrait dans toutes les saisons, et en effet l'examen des entrées, mois par mois, dans les hôpitaux ne montre que des variations peu notables. Il y a bien des saisons cependant qui, d'une manière générale, sont un peu plus chargées, et c'est en particulier pour l'été que ce fait s'observe. Le mois de juillet surtout paraît être celui qui l'emporte le plus constamment, et c'est aussi dans ce mois qu'on trouve signalés le plus de décès. Mais les variations sont si minimes qu'on peut n'en pas tenir compte.

Il n'en est pas de même du rôle de la constitution médicale du moment. Bien qu'on ne puisse plus admettre aujourd'hui les épidémies de rhumatisme dont parlent Stork, Mertens, Stoll, et qui n'étaient probablement que des épidémies de grippe à phénomènes rhumatoïdes, on n'en est pas moins forcé de reconnaître des variations notables suivant les années, particulièrement au point de vue du nombre des décès. Voici comment s'exprime sur ce point M. Besnier dans son article Rhumatisme du Dictionnaire encyclopédique : « Ce n'est pas sur la fréquence de la maladie, sur le degré qu'elle revêt, sur son intensité, sur ses formes cliniques, sur sa durée, sur la fréquence de ses localisations viscérales, sur son impressionnabilité à l'action des agents thérapeutiques en particulier, que porte l'action de la constitution médicale, cause inconnue de son essence que nous invoquons nécessairement alors que nous voyons dans ce même temps des caractères de même ordre imprimer comme une teinte uniforme à certains groupes pathologiques. »

A côté de ces causes générales dont il est toujours si difficile d'établir la valeur, nous trouvons des faits plus positifs dans l'étude des conditions actuelles des malades. En première ligne, nous devons parler de l'âge. L'enfance et la vieillesse paraissent jouir presque de l'immunité à en juger par les tables de décès, où ils figurent à peine pour le rhumatisme articulaire. Cela tient surtout à la moindre fréquence de l'affection à ces âges. Peut-être y a-t-il moins à redouter, chez l'enfant, les complications cérébrales si fréquentes plus tard et qui sont bien souvent provoquées par des habitudes alcooliques antérieures. Car le rhumatisme articulaire n'éveille pas volontiers les sympathies cérébrales, a dit Trousseau dans ses leçons cliniques de l'Hôtel-Dieu, si les sujets n'ont aucune prédisposition spontanée ou acquise. Avant l'âge d'un an, on ne trouve qu'un seul décès depuis dix ans, etpeut-être pourrait-on avec quel que raison émettre des doutes sur l'exactitude du diagnostic. D'après les auteurs les plus compétents, le rhumatisme articulaire n'existerait pas à cet âge. Le professeur Parrot, à qui de remarquables études sur les maladies des nouveau-nés donnent sur la question une autorité toute spéciale, n'en a jamais observé, et Rillet et Barthez, dans leur Traité des maladies des enfants, ne citent que le cas de Stayer qui a trait à un enfant de sept mois. Quoi qu'il en soit, on ne saurait méconnaître l'influence de l'âge, et c'est l'âge moyen de la vie qui jouit du triste privilége des attaques de rhumatisme articulaire. C'est encore à cet âge qu'elles présentent le plus de gravité et donnent la mortalité la plus élevée.

Nous ne dirons rien du sexe. Le rhumatisme articulaire est un peu plus fréquent chez l'homme; mais au point de vue des complications pouvant amener la mort, nous n'avons aucune donnée comparative.

Quant à l'hérédité, son influence est surtout manifeste pour le rhumatisme cérébral. C'est chez les sujets qui tiennent de leurs parents une fâcheuse prédisposition aux accidents cérébraux qu'on le voit principalement éclater.

Quant à la constitution du sujet atteint, elle a fort peu d'importance au point de vue des accidents immédiats, et les malades faibles, de constitution délicate, ne présentent pas de complications plus graves que les sujets forts et pléthoriques. Peut-être la convalescence est-elle plus longue chez les premiers; mais c'est là une question qui ne doit pas nous occuper ici. Nous serions même assez disposé à les croire plus fréquents chez les sujets vigoureux, si nous nous rapportions aux exemples qu'il nous a été donné de voir. Mais nos observations ne sont pas suffisantes pour nous permettre sur ce point une opinion personnelle.

Il est cependant une condition très-défavorable, et qu'on trouve signalée par les auteurs comme cause occasionnelle du développement d'une attaque de rhuma-articnlaire aigu, nous voulons parler des fatigues excessives. Hardy et Béhier, Trousseau, Peter, ont insisté sur les relations de certains cas de rhumatisme avec le surmenage et, d'après nos propres observations, les malades ainsi atteints paraîtraient plus disposés que les autres aux graves complications qui peuvent déterminer la mort.

La maladie en elle-même ne présente guère de caractères spéciaux qui permettent de prévoir la gravité des complications à venir : tel rhumatisme qui aura débuté par des symptômes très-accentués évoluera rapidement vers la guérison, tandis qu'une attaque presque subaiguë au début peut bientôt s'accompagner d'accidents redoutables. La marche de la température, comme nous le dirons bientôt, sera pour le médecin le meilleur guide.

Toutes les périodes de la maladie, dit Besnier, « tout ce qui est anormal, singulier, exceptionnel, insolite, contradictoire, excessif, doit éveiller la sollicitude de l'observateur attentif, qui pourra souvent dès le début de l'affection se tenir en garde contre des accidents imprévus. » Disons, à cet égard, que la disparition brusque des douleurs avec persistance des phénomènes fébriles est toujours d'un indice grave et doit faire redouter les complications. Nous n'entrerons pas dans la discussion de ces faits que les partisans de la doctrine des métastases ont voulu faire servir à la défense de leur théorie ; nous nous contenterons de les signaler.

D'une manière génerale cependant, on peut dire que plus l'affection revêtira une allure aiguë, que plus les accidents articulaires se généraliseront, plus on devra redouter l'explosion des complications, en vertu même de l'intensité de la maladie. Mais il n'y a rien d'absolu et, bien que les accidents soient rares dans le rhumatisme monoarticulaire, ils ont pu dans certains cas déterminer la mort. On en trouve un exemple dans l'observation 23 du mémoire d'Olivier et de Ranvier relative à un malade du service de M. Hérard à l'hôpital Lariboisière, 1863, ainsi intitulée : rhumatisme monoarticulaire aigu, rhumatisme cérébral développé le quatrième jour de la maladie. Délire. Mort.

Ces considérations montrent, ainsi que nous le disions, qu'il faut toujours être réservé dans son pronostic au début d'une attaque de rhumatisme articulaire aigu. Bien que la mort soit une terminaison rare, on ne peut jamais être assuré, quelle que soit la marche primitive de l'affection, qu'il ne surviendra pas de complication fatale.

II.

DU RHUMATISME HYPERPYRÉTIQUE.

Nous allons maintenant passer successivement en revue les diverses causes de mort qui peuvent se produire dans le rhumatisme articulaire aigu.

Parmi les symptômes habituels du rhumatisme, on doit placer en première ligne l'élévation de la température. L'affection, en effet, est toujours fébrile, et on trouve dans Wunderlich une analyse très-exacte de la courbe thermique qui, d'après cet auteur, présente des oscillations assez marquées et ne dépasse guère 40 degrés dans les formes franches de la maladie, et, lorsque la mort survient par une localisation fixe, la marche thermique n'est pas nécessairement modifiée, mais elle présente des irrégularités, et la mort peut être précédée d'un fort abaissement de la température. Dans d'autres cas, la maladie a un caractère de malignité qui prend bientôt de très-sérieuses proportions, après avoir été tout d'abord à peine accusé. La mort survient alors à une température extrêmement élevée, parfois énorme, allant jusqu'à 43, et même 44 degrés, comme dans les cas de Quenke et de Weber (de Londres).

Cette affection a été surtout étudiée par Wilson Fox, qui s'est aussi occupé de son traitement, et, en France, M. Maurice Reynaud en a publié une étude très-complète dans le Journal de thérapeutique. Cherchant à montrer que, dans ces cas, il y a, comme le font observer avec raison les médecins anglais, un élément prédominant, l'hyperthermie, qui tient sous sa dépendance tous les autres symptômes, comme le montre très-nettement l'effet du traitement par les bains froids, M. Reynaud dit : « N'est-il pas plus rationnel, avec les notions que nous possédons aujourd'hui sur l'effet des hautes températures, de rapprocher les accidents cérébraux qui nous occupent de ceux que l'on observe dans un grand nombre de pyrexies et qui, pas plus dans un cas que dans l'autre, ne laissent de places appréciables sur le cadavre? Aussi dois-je déclarer que l'expression de forme méningitique, dont je me suis servi pour me conformer à une classification reçue, n'a, dans ma pensée, qu'un sens purement symptomatique. En effet, est-il admissible qu'une méningite puisse être modifiée instantanément par un bain froid, comme cela est arrivé chez notre malade? N'est-il pas plus probable que le bain froid n'a eu d'autre effet qu'une soustraction de calorique, laquelle a suffi pour faire disparaître un symptôme directement lié à l'excès de la température ?»

Bien que M. Besnier rattache aux complications cérébrales les accidents que nous venons de signaler, nous adoptons l'opinion de M. Reynaud, parce qu'en effet c'est l'hyperthermie qui domine la scène pathologique et qui fournit les indications. De plus, dans ces formes malignes, l'autopsie ne montre aucune modification anatomique dans les viscères, et on note l'absence complète de lésions cérébrales. Comment pourrait-il en être autrement, puisque le délire violent qui accompagnait l'hyperthermie disparaît avec l'abaissement de la température, modification qui établit bien l'absence de lésions cérébrales. Du reste, pour montrer la réalité de ce que nous avançons, nous ne pouvons mieux faire que d'emprunter aux observations de M. Maurice Raynaud et Wilson Fox deux passages qui démontrent très-clairement que les accidents commencent avec le début de l'augmentation de la température, qu'ils acquièrent leur maximum d'intensité au moment où elle atteint son fastigium, et que si elle vient à baisser, on les voit rapidement diminuer. C'est dans la thèse d'agrégation de M. Du Castel, sur les températures élevées dans les maladies, que nous avons recueilli ces extraits.

M. Maurice Reynaud, rendant compte des effets du premier bain froid chez son malade, atteint de rhumatisme articulaire hyperthermique, s'exprime ainsi :

« A 11 heures 20 minutes du matin, bain froid à

16 degrés centigrades, d'une demi-heure de durée. Le malade paraît se trouver bien dans l'eau. Il en est retiré à 11 heures 50 minutes. La température est tombée à 37°,8; la pâleur est extrême, le dicrotisme a disparu, le pouls est à 76, la connaissance semble renaître. A 2 heures, le malade reposait d'un sommeil paisible. »

Dans l'observation de Wilson Fox, nous lisons : « A 7 heures 45, la température était de 41,3; à 9 heures 50 elle était de 43,8. La malade est alors plongée dans un bain à 35 degrés. Elle est absolument inconsciente; pouls imperceptible, face cyanosée, respirations irrégulières, stertoreuses, comme celles qui précèdent la mort. Un dernier effort fut tenté. De la glace fut appliquée sur la poitrine, sur l'abdomen et le long de l'épine dorsale ; l'eau du bain fut vidée, et les assistants versent incessamment sur la patiente des seaux d'eau glacée. A 10 heures 25, la température était de 42,6 dans le rectum. Le pouls insensible à 110. Large administration de brandy. A 10 heures 35, c'est-à-dire une demi-heure après les premières applications de la glace, la température rectale est de 39,8. La malade est retirée du bain; on enlève la glace appliquée sur le rachis. A 10 heures 55 la malade a requis connaissance, la face n'est plus livide, les spasmes des membres ont cessé. »

De tels faits démontrent incontestablement que c'est à l'hyperthermie que doivent être attribués tous les accidents, puisque la soustraction du calorique suffit pour les faire disparaître, quelle que doive être plus tard la terminaison de l'affection.

Du reste, nous devons le dire, si on peut signaler quelques cas heureux dus à la méthode de la réfrigération, la mort est trop souvent la terminaison de cette forme de l'attaque de rhumatisme articulaire.

Mais c'est assez nous arrêter sur cet accident, qu'on observe rarement. Nous n'avons pas à établir les symptômes qui l'accompagnent, et nous avons voulu seulement signaler la gravité.

III.

DES ALTÉRATIONS HUMORALES.

Il n'est pas douteux que le rhumatisme, dont les manifestations sont à la fois si vivaces et si mobiles, ne soit la conséquence d'une altération des humeurs de l'économie. On est malheureusement très-peu fixé sur ce point, et réduit à se borner à des hypothèses. Malgré les travaux de Andral, Gavarret, Becquerel, Rodier, sur les analyses du sang, on ne connaît pas beaucoup plus les modifications que subit ce liquide dans le rhumatisme articulaire que du temps de Sydenham, qui insistait avec juste raison sur la couenne que donnait dans cette affection le temps de la saignée.

Quant aux autres altérations, telles que l'augmentation d'acide urique signalée par Edwards, si elle est réelle dans la goutte, elle est loin d'être démontrée pour le rhumatisme. Nous en dirons autant de l'excès d'acide lactique indiqué par Todd.

Ce n'est pas là du reste que nous trouverons l'explication des accidents compromettant immédiatement l'existence du malade par suite de l'état de la composition du sang. Cette explication, nous la trouvons précisément dans cette observation si exacte de Sydenham sur l'épaisse couenne du sang de la saignée chez les rhumatisants. Elle indique en effet une augmentation très-notable du chiffre normal de la fibrine qui, de 3 pour 1000, s'élève jusqu'à 10.

Il y a dans cette altération une condition extrêmement favorable à la coagulation spontanée du sang. Aussi voit-on des caillots se former dans les vaisseaux, et surtout dans le cœur, lorsque celui-ci est déjà troublé dans son fonctionnement, par le fait même de la maladie. Il en résulte des coagulations intra-cardiaques qui peuvent déterminer par leur développement un trouble de plus en plus marqué dans les contractions du cœur, et entraîner dans certains cas une syncope mortelle. D'autres fois, c'est une embolie qui se produit. La caillot détaché se trouve lancé par les contractions ventriculaires dans le torrent circulatoire et va former des embolies dans des viscères importants, comme le poumon ou le cerveau. Nous n'insisterons pas sur la gravité d'un pareil accident, dont la mort est généralement la conséquence, parce qu'il est ordinairement nécessaire, pour qu'il se produise, qu'il y ait un trouble dans les fonctions de l'organe central de la circulation, et c'est une complication dont nous aurons bientôt à apprécier les dangers au point de vue de l'existence même du malade.

Quant à la diminution parfois si considérable et si rapide des globules rouges dans le cours de l'affection, elle n'a pour nous qu'un intérêt assez éloigné, puisqu'elle n'entraîne pas d'accidents immédiats ; mais nous la signalons cependant, parce qu'elle met les malades dans des conditions d'anémie très-prononcée, et qu'ils sont moins aptes à résister aux complications qui peuvent survenir et menacer l'existence. Vogel a bien signalé une destruction suraiguë des globules rouges entraînant en quelque sorte un état de dissolution du sang ; mais ce n'est, d'après lui, qu'un état secondaire, qu'il rapporte à l'hyperthémie. C'est seulement dans les cas où existait cette complication qu'il a observé cette altération.

L'urée n'est pas en excès dans le sang, comme l'avaient avancé quelques auteurs, et ce n'est par conséquent pas à des accidents urémiques qu'il faut attribuer certains troubles cérébraux, dans lesquels les lésions échappent aux investigations des anatomo-pathologistes. Quant à l'albuminurie, conséquence de la néphrite rhumatismale, elle est rare et nous ne connaissons pas de cas de mort, pendant l'attaque de rhumatisme articulaire aigu, qu'on puisse logiquement rapporter à cette cause.

D'autres altérations humorales, telles que celle de la sueur, n'ont qu'une importance secondaire, ne menacent pas l'existence des malades, et ne doivent pas nous arrêter.

IV.

DE LA SUPPURATION.

Un certain nombre d'auteurs, parmi lesquels il faut citer Bouillaud, ont pensé qu'en dehors de toute espèce de complication viscérale, le rhumatisme articulaire aigu pouvait tuer par lui-même, et être la cause unique de la mort, quand il se terminait par suppuration. Grisolle, dans son Traité de pathologie interne, discute vivement cette opinion.

Pour lui, les trente-sept observations réunies par Bouillaud dans le mémoire qu'il a publié pour établir cette terminaison n'entraînent nullement la conviction, et voici comment il s'exprime à cet égard :

« M. Bouillaud, qui a emprunté ses observations à diverses sources, les a acceptées avec une trop grande confiance et leur a donné une valeur qu'elles ne sauraient avoir.

« Qu'on ne croie pas, d'après ce qui précède, que je nie d'une manière absolue la possibilité de la suppuration d'une ou de plusieurs articulations dans le cours d'un rhumatisme articulaire simple, légitime ; telle n'a jamais été ma prétention. Je soutiens seulement que c'est un accident rare, tellement rare qu'il n'en existe peut-être pas de faits authentiques. »

Nous trouvons l'opinion de Grisolle un peu absolue, et il suffit de parcourir les tables des Bulletins de la Société anatomique pour y trouver relaté un certain nombre de cas de mort dans le rhumatisme articulaire aigu par suppuration.

Il faut observer cependant que, chez la plupart des malades dont il s'agit, on avait affaire à un rhumatisme secondaire puerpéral ou scarlatineux, ce qui modifie les conditions du pronostic. M. Andral a néanmoins rapporté à l'Académie l'observation d'une malade de 67 ans, de constitution délicate et qui, convalescente à peine d'une pneumonie, fut prise de douleurs dans les deux épaules, avec rougeur et gonflement. Il était facile de reconnaître chez elle tous les signes d'une attaque de rhumatisme articulaire, à laquelle la malade succomba, neuf jours après le début des accidents, par l'aggravation des symptômes, sans avoir aucune de ces complications viscérales qu'on observe habituellement dans la maladie.

A l'autopsie, les deux articulations scapulo-humérales furent trouvées pleines de pus. On peut donc voir survenir cette fâcheuse terminaison, puisque le fait d'Andral en est un exemple authentique, et dont on ne peu contester la valeur, quand les faits ont été recueillis par un pareil observateur. Mais il faut bien reconnaître que c'est très-rare et qu'il faut chez le sujet une prédisposition spéciale pour favoriser le développement d'un accident capable d'entraîner la mort assez rapide du malade, et qui, dans les cas les plus heureux, l'expose à tous les dangers de l'arthrite purulente ordinaire.

V.

DES COMPLICATIONS CARDIAQUES.

De toutes les complications qu'on voit survenir dans le cours d'une attaque de rhumatisme articulaire, ce ont celles qui atteignent le cœur qui sont les plus fréquentes.

Les remarquables travaux de Bouillaud ont trop bien mis le fait hors de toute contestation pour que nous ayons à nous en occuper. Il en est de même de la fréquence relative des altérations sur l'endocarde ou le péricarde. Le plus souvent, quand les lésions sont intenses comme celles qui nous intéressent actuellement, les deux membranes du cœur, l'externe comme l'interne, participent aux altérations ; seulement, suivant les cas, elles prédominent sur l'une ou l'autre d'entre elles, et le muscle cardiaque lui-même est plus ou moins profondément atteint. D'une manière générale, disons-le en passant, la plupart des auteurs français s'accordent pour reconnaître la prédominance de l'endocardite, tandis que le plus grand nombre des auteurs allemands, en particulier Wunderlick, Bamberger, Roth, Brockman, que nous trouvons cités dans l'article Endocardite du professeur Jaccoud, sont d'un avis tout à fait opposé.

Selon que les manifestations rhumatismales portent plus particulièrement sur l'une ou l'autre séreuse, ou sur le muscle cardiaque lui-même, il peut en résulter des complications assez graves pour menacer immédiatement la vie du malade. Généralement il n'en est pas ainsi, et, à l'inverse de certaines autres complications, c'est surtout par leurs conséquences pour l'avenir que les lésions cardiaques sont redoutables. Ce n'est que lorsquelles revêtent une trop grande intensité, ou qu'elles prennent une sorte de caractère infectieux, que l'on voit se produire les accidents qui vont nous occuper.

Du côté du péricarde, on voit fréquemment se développer des épanchements même considérables, sans qu'il en résulte aucune menace sérieuse pour la vie du malade. De même, des adhérences totales, de véritables symphyses cardiaques s'établissent sans que le fonctionnement de l'organe cesse d'être suffisant à l'entretien à peu près régulier des fonctions. Mais il peut arriver qu'à cause de l'abondance de l'épanchemant le cœur éprouve la plus grande peine à se contracter, en même temps que la compression exercée par cet epanchement sur les gros vaisseaux de la base vient gêner le libre écoulement du liquide. Il en résulte un surcroît de travail qui se traduit par la faiblesse du pouls et qui peut arriver à dépasser la force contractile du muscle cardiaque, et une syncope mortelle vient alors terminer la maladie.

Dans une autre forme que le professeur Jaccoud, dans son *Traité de pathologie interne*, décrit sous le nom de péricardite à forme paralytique, la tendance à la syncope est plus marquée encore et on peut la voir se produire pendant le cours de l'attaque de rhumatisme articulaire aigu, alors que les signes physiques ne dénotaient qu'un faible épanchement, incapable d'apporter une gêne mécanique aux fonctions du cœur.

Ces graves accidents sont généralement favorisés par l'état du muscle cardiaque, qui est frappé, lui aussi, par le rhumatisme. Il en résulte une diminution de la force contractile de ces fibres, de sorte qu'il peut lutter avec moins d'avantage contre les obstacles qui lui sont créés par l'épanchement, et s'il est vaincu dans la lutte, la syncope se produit.

L'altération du muscle cardiaque et l'amoindrissement de sa force contractile ont une autre conséquence : elles favorisent en quelque sorte la formation des coagulations sanguines, si faciles à se produire dans le rhumatisme, à cause de l'augmentation notable de la fibrine. C'est là encore une cause de mort contre laquelle on ne peut guère lutter avec succès. Suivant les circonstances, la mort se produit de diverses façons. Dans quelques cas, le cœur se vidant mal à cause de la paralysie de ses fibres musculaires, il y a une tendance à la stagnation du sang, condition excessivement favorable à sa coagulation, et, de plus, le sang trouve encore dans les lésions concomitantes de l'endocarde une nouvelle prédisposition à la précipitation de la fibrine. Il en résulte dans les cavités mêmes du cœur la formation d'un caillot qui, entravant de plus en plus les fonctions de l'organe, tend par cela même à augmenter davantage jusqu'au moment où il atteint un volume tel que le cœur ne peut plus se contracter efficacement, et la mort survient.

Dans d'autres cas, à mesure que se forment les coagulations sanguines dans les cavités cardiaques, l'organe réagit et il amène la dissociation du caillot dont les fragments chassés dans le torrent circulatoire vont au loin déterminer des embolies dont la gravité est en rapport avec l'importance de l'organe où elles se fixent et l'étendue de la lésion qu'elles y entraînent. C'est surtout le poumon et le cerveau qui sont atteints dans ces cas, et il en résulte toujours des accidents très-graves et quelquefois une mort rapide.

Dans l'endocardite, dont il nous reste maintenant à parler, on observe aussi des embolies ; mais nous indiquerons par quel caractère elles diffèrent, dans certains cas, de celles que nous venons de signaler. L'endocardite aiguë simple tue rarement, et lorsqu'elle est mortelle c'est plutôt par l'affaiblissement des contractions du cœur et l'asphyxie qui en est la conséquence, ou bien par des coagulations cardiaques et des embolies viscérales tout à fait analogues à celles que nous venons d'étudier. L'altération du muscle cardiaque joue alors un rôle égal à l'altération de l'endocarde. Mais il est une autre forme d'endocardite qu'on observe dans le rhumatisme articulaire, surtout chez les sujets épuisés et cachectiques et dans les formes dites secondaires : nous voulons parler de l'endocardite ulcéreuse. Cette forme, qui ne présente rien de spécial en ce qui concerne les phénomènes cardiaques, se reconnaît par les caractères de la fièvre, la prostration générale et la gravité des accidents secondaires. Elle se présente sous deux aspects différents qui ont fait distinguer à l'affection deux formes distinctes : la forme pyémique et la forme typhoïde. La première a une marche très-rapide et des symptômes qui rappellent à s'y méprendre ceux de l'infection purulente. C'est surtout dans le rhumatisme dit puerpuéral qu'elle s'observe.

La seconde forme d'endocardite ulcéreuse est dite typhoïde, à cause de la prédominance de certains symptômes. Elle est peut-être moins fréquemment observée dans le rhumatisme articulaire, et se produit surtout chez des sujets cachectiques et épuisés par des maladies antérieures à leur affection articulaire. L'une et l'autre sont caractérisées par les embolies spécifiques qui les accompagnent et vont déterminer dans les viscères de nombreux infarctus. C'est en quelque sorte une maladie infectieuse dont le pronostic est malheureusement trop incertain. Ajoutons que c'est une complication assez rare, mais dont nous avons cependant trouvé plusieurs observations dans les Bulletins de la Société anatomique.

Quant à l'époque à laquelle se déclarent les accidents dans le cours du rhumatisme, elle est très-variable. Tantôt ils débutent quelques jours après l'apparition des premiers phénomènes articulaires, tantôt ils se montrent presque au moment de la convalescence. Les complications néanmoins sont plus fréquentes au moment de la plus grande intensité de l'affection dont les phénomènes douloureux paraissent quelquefois diminuer à mesure que des accidents d'une autre nature se développent. Excepté dans la forme infectieuse de l'endocardite, la marche de la température n'est pas toujours suffisante pour annoncer l'invasion des complications cardiaques, et c'est surtout sur l'examen direct de l'organe qu'il faudra compter pour les découvrir dès leur apparition. Il faut être aussi averti que les formes de rhumatisme articulaire les plus subaiguës et les plus bénignes en apparence ne mettent pas les malades à l'abri de ces redoutables complications. Nous devons, du reste, dire en terminant que presque jamais les manifestations cardiaques du rhumatisme qu'on a si souvent l'occasion d'observer ne déterminent d'accidents aussi immédiatement mortels, mais elles sont néanmoins d'un pronostic grave pour l'avenir.

VI.

DES COMPLICATIONS PULMONAIRES.

Dans un assez grand nombre de cas, le rhumatisme articulaire manifeste son action sur les organes respiratoires, et ses manifestations portent isolément soit sur les plèvres, soit sur le parenchyme pulmonaire lui-même, ou sur les deux réunis.

Du côté du poumon, la pneumonie rhumatismale à peine admise ne présente guère de gravité, d'après ce que nous avons pu lire à ce sujet, car il ne nous a jamais été donné d'en observer. Mais ce qui fait le danger de ces manifestations pulmonaires, c'est la congestion de l'organe qui peut se présenter sous deux formes : l'une partielle et aboutissant bientôt à la guérison; l'autre généralisée et en quelque sorte suraiguë. Elle débute par une dyspnée subite et intense comme un accès foudroyant d'asthme. C'est surtout la nuit qu'elle se déclare; c'est du moins ce que nous avons observé dans les deux cas que nous allons rapporter. Ces cas graves et quelquefois rapidement mortels s'accompagnent d'une angine excessive, d'une sensation de constriction douloureuse, d'une toux avec expectoration sanguinolente, et quelquefois même d'une véritable hémoptysie. Il y a un envahissement rapide des bronches par une sérosité spumeuse abondante qui afflue au dehors par la bouche et les fosses nasales, et on voit survenir tous les phénomènes généraux de l'asphyxie. Ses caractères locaux sont assez obscurs et sans cachet spécial; la sonorité de la poitrine est diminuée, le murmure vésiculaire est amoindri, quelquefois il n'est plus perceptible, et des râles humides existent généralement. Mais tous ces signes ne sont pas faciles à constater et ils échappent souvent à cause de la rapidité en quelque sorte foudroyante des accidents. Des cas de ce genre se présentent assez souvent pour qu'en présence d'une dyspnée suffocante chez un rhumatisant on songe toujours à une congestion suraiguë et généralisée du poumon. Du reste, l'affection ne pourrait être confondue qu'avec une dyspnée due à l'obstruction de l'artère pulmonaire par une embolie. L'absence de matité, de râles, la suffocation instantanée aident à reconnaître cette forme qui, du reste, comme la congestion suraiguë, a pour résultat la mort rapide du malade.

Les deux observations suivantes, que nous avons recueillies quand nous suivions le service de M. Moissenet, et qui se sont présentées à quelques jours d'intervalle, montrent bien mieux que toutes les descriptions que nous pourrions essayer de faire le caractère foudroyant de l'affection et les lésions qui en sont la conséquence.

OBSERVATION I. — *Rhumatisme articulaire aigu. — Congestion pulmonaire. — Mort.*

Le 18 juillet 1875 entrait à l'Hôtel-Dieu, dans le service de M. Moissenet, le nommé Thurlière, âgé de 34 ans, employé de commerce. Ce malade qui a subi de nombreuses privations est fortement adonné aux liqueurs alcooliques. Pas d'attaques de rhumatisme antérieures, et les seuls accidents qu'il ait jamais éprouvés sont des bronchites accompagnées d'hémoptysies.

Le 12 juillet, après avoir été obligé de faire pendant plusieurs jours de grandes courses qui l'avaient extrêmement fatigué, cet homme fut pris, à la suite de ce surmenage, de douleurs dans les articulations du cou-de-pied.

Les jours suivants, il ne peut quitter le lit, les deux genoux, les épaules deviennent successivement tuméfiées et douloureuses. Les genoux sont aussi considérablement augmentés de volume, celui du côté gauche surtout. Aux membres supérieurs le coude gauche seul est pris, tandis qu'à droite le coude et l'articulation du poignet sont le siége d'un gonflement douloureux. En un mot, il y a une grande généralisation des accidents articulaires.

L'examen du cœur ne permet de reconnaître, ni par la percussion ni par l'auscultation aucune altération dans le volume de cet organe, ni dans les caractères de ses bruits normaux.

La poitrine ne donne point de matité à la percussion ; mais, à l'auscultation, on entend des râles muqueux assez abondants disséminés dans toute l'étendue des poumons. Malgré les bronchites et les hémoptysies que ce malade dit avoir eu autrefois, on ne constate aucun bruit particulier aux sommets.

La langue présente un état saburral très-marqué et depuis plusieurs jours déjà il existe de la constipation. Il y a en même temps des sueurs abondantes ; mais on ne constate aucun trouble nerveux. La température est de 39 degrés. On prescrit : poudre de Dower, 1 gr. 50 et tisane de frêne.

Le 20. Il n'y a pas de modification ; le malade accuse cependant une légère oppression que n'explique pas du reste l'examen de la poitrine qui est pratiqué de nouveau. La température est de 39,4.

Le 21. Les douleurs sont moins vives dans les membres inférieurs. Il y a en effet une diminution du volume des jointures atteintes ; mais il y a toujours des sueurs profuses accompagnées d'une abondante éruption de miliaire. La température est à 40 degrés.

Le 22. L'articulation de l'épaule gauche devient douloureuse, et le malade se plaint de la disparition de la légère amélioration qu'il avait éprouvée la veille. L'auscultation du cœur donne toujours des résultats négatifs et on ne trouve de ce côté aucune trace de complication. L'examen de la poitrine ne révèle toujours que l'existence de quelques râles muqueux disséminés. Température 39,8.

Le 23. Les phénomènes douloureux sont plus marqués encore. La fièvre est assez forte et, à la visite du matin, le thermomètre monte à 40°,4. Le malade a eu un peu de délire dans la nuit et se plaint de violentes douleurs de tête. On craint des complications cérébrales et M. Moissenet lui fait donner 2 grammes de musc en deux pilules et 1 gr. 50 de sulfate de quinine. Le malade vomit deux fois dans la journée, mais il n'a pas eu de délire. Il commençait même à se plaindre un peu moins vers le soir, lorsqu'à 10 heures il est subitement pris d'un accès de délire violent avec suffocation ; il pousse des cris, veut quitter son lit, la face est congestionnée, violacée. L'interne de garde fait appliquer de la glace et lui fait une injection de 2 centigrammes de chlorhydrate de morphine. Le calme revient et le malade repose un peu. Mais vers deux heures du matin il est encore repris d'une nouvelle crise de suffocation, mais avec un délire moins violent. La face se cyanose, les extrémités se refroidissent, et, malgré l'application de 30 ventouses sèches, le malade succombe à 4 heures du matin.

Autopsie. — L'autopsie est pratiquée le 26 juillet seulement. A l'ouverture de la poitrine, aucun liquide ne s'échappe des plèvres qui n'en contiennent pas en effet; mais elles présentent de nombreuses adhérences.

Les poumons sont volumineux, de coloration livide, et on reconnaît qu'ils sont le siége d'une congestion généralisée des plus intenses ; ils sont comme splénisés. A la coupe, on voit s'écouler des grosses bronches une sérosité sanguinolente, spumeuse, qui les remplit. Cette congestion est aussi marquée à droite qu'à gauche, au sommet qu'à la base, et en plusieurs points on rencontre de véritables foyers apoplectiques. Aux sommets, il existe de petites masses tuberculeuses, et, du côté gauche, une petite caverne.

Le cœur est dilaté et présente un certain degré de dégénérescence graisseuse. Les valvules cependant sont suffisantes et ne présentent aucune trace d'endocardite soit ancienne, soit récente. Le péricarde est normal.

Le foie est volumineux, très-congestionné; il en est de même des reins. Quant à la rate, elle est complétement ramollie et diffluente.

Le cerveau a son aspect normal. Il n'existe ni infiltration séreuse des méninges, ni vascularisation exagérée. La pie-mère ne présente non plus ni épaississement ni adhérences anormales.

A la coupe, la substance cérébrale n'est le siége d'aucune congestion et présente son aspect normal. Les ventricules ne sont pas dilatés et ne renferment pas de liquide. En un mot, il est impossible de trouver aucune trace de lésions dans l'organe tout entier.

Les articulations sont ouvertes Le genou gauche renferme une quantité notable de sérosité transparente, légèrement jaunâtre ; la synoviale est blanche, comme lavée, et ne présente pas la moindre trace d'inflammation. Dans le genou droit, on trouve sur la face articulaire de la rotule un certain degré d'altération du cartilage qui est dépoli, rugueux, et offre en un mot la lésion décrite sous le nom d'état velvétique des cartilages. Dans cette observation, malgré le délire qu'a présenté le malade dans les crises qui ont amené la mort, il nous semble qu'on ne peut rapporter qu'à la congestion marquée, généralisée du poumon la mort rapide qui s'en est suivie, puisque l'autopsie nous montre que dans cet organe seulement existent des lésions et qu'elles sont assez intenses pour avoir déterminé la mort. Le second malade qui succombait quelques jours après va nous offrir un tableau symptomatique analogue et une même localisation des lésions à l'autopsie.

Observation. II. — *Rhumatisme articulaire aigu. — Congestion pulmonaire. — Mort.*

Le nommé Bertrand Julien, âgé de 57 ans, exerçant la profession de chauffeur, est entré à l'Hôtel-Dieu dans le service de M. Moissenet, salle Sainte-Jeanne, lit 54, le 24 juillet 1875.

Bien qu'exposé par sa profession à de nombreuses variations de température, cet homme qui est d'une constitution vigoureuse n'avait jamais eu d'attaque de rhumatisme articulaire. Il y a quinze jours, il a été pris de malaise, avec courbature générale et petits frissons répétés. Il éprouvait en même temps des douleurs dans les jointures, mais assez peu prononcées pour qu'il pût continuer encore ses occupations pendant une huitaine de jours. A ce moment, les douleurs ayant augmenté il fut obligé de prendre le lit. Il reste ainsi au repos chez lui pendant huit jours, sans faire aucune médication bien active, et comme le gonflement des jointures et les douleurs allaient toujours en augmentant, il s'est décidé à entrer à l'hôpital.

On examine le malade le 25 juillet, c'est-à-dire le lendemain de son, entrée, et on constate un léger degré de tuméfaction douloureuse portant sur les deux articulations tibio-tarsiennes. Aux genoux, toute trace de gonflement a disparu ; mais la pression est très-pénible pour ce malade. Au membre supérieur gauche, l'articulation radio-carpienne et la métacarpo-phalangienne du pouce sont gonflées et douloureuses. Cependant, on doit dire que tous ces phénomènes douloureux ne sont pas très-prononcés, qu'ils ont un caractère en quelque sorte subaigu et que, malgré le nombre des articulations atteintes, le malade garde dans son lit une certaine liberté de mouvements.

La fièvre est très-modérée, 38,2 ; les sueurs abondantes. La langue est couverte d'un enduit blanchâtre, l'appétit est nul et il y a de la constipation.

Tels sont les seuls symptômes que présente le malade. Le cœur, les poumons examinés avec le plus grand soin sont complétement indemnes. Il n'y a aucun phénomène du côté du système nerveux, pas même de céphalalgie. On prescrit l'enveloppement des articulations malades avec de la ouate, la poudre de Dower à raison de 25 centigrammes, et de la tisane de frêne.

Le 26 et le 27, aucune modification. On continue le même traitement.

Le 28, les genoux se tuméfient un peu, mais en somme le rhumatisme persiste à avoir une marche subaiguë, sans tendance aucune à la généralisation.

Les 29, 30, 31, même état. Il existe toujours un état saburral des voies digestives que l'on combat par une bouteille d'eau de Sedlitz. Il y a toujours perte complète de l'appétit, mais à part cela le malade ne se plaint pas et dort très-bien.

Le 1er août, on constate une poussée aiguë, survenue dans la nuit, et le membre supérieur droit, qui jusque-là était indemne, se prend à son tour. Le coude et le poignet sont très-douloureux et tuméfiés. On examine de nouveau ce jour-là, à cause de cette petite aggravation, le cœur et les poumons qui ne paraissent être le siége d'aucune altération. Température 39 degrés. Le même traitement est continué et les nouvelles articulations atteintes sont enveloppées de ouate.

La journée n'a pas été mauvaise, et, en dehors de ces douleurs articulaires, le malade n'a accusé aucune souffrance.

Vers minuit, sans cause appréciable, le malade a été pris subitement d'un épouvantable accès de suffocation, au point même de ne pouvoir prononcer une parole. La face était violacée, et le malade, nous dit le veilleur le lendemain matin, portait incessamment la main à son cou, comme pour en arracher quelque chose qui l'empêchait de respirer.

L'interne de garde lui fait appliquer 40 ventouses sèches. Cependant les accidents continuent, et le malade succombe, sans connaissance, à deux heures et demie du matin, c'est-à-dire deux heures seulement après le moment où l'on s'était aperçu du début des accidents de dyspnée et de suffocation.

Autopsie. — L'autopsie est faite le 3 août. A l'ouverture du thorax, on ne trouve pas de liquide dans les plèvres; mais les poumons sont très-volumineux, de coloration très-foncée, tout à fait lie-de-vin. A la coupe, on voit qu'ils sont le siége de nombreux infarctus apoplectiques disséminés dans tout le parenchyme pulmonaire, mais plus nombreux cependant à la base et sur les bords. Aucun de ces foyers du reste ne présente un grand volume.

Les viscères abdominaux sont aussi fortement congestionnés. Le foie et les reins sont volumineux, ainsi que la rate qui est complétement diffluente.

Le péricarde est tout à fait normal, et le cœur ne présente aucune altération ; toutes les valvules sont suffisantes est très-saines. L'ouverture du crâne ne donne aucun résultat. Il n'y a pas d'épanchement dans les méninges ; les veines même, malgré l'état asphyxique dans lequel est mort le malade, ne sont pas congestionnées.

La substance cérébrale est normale, et les coupes qui en sont faites avec le plus grand soin ne démontrent aucune lésion.

Dans les articulations du genou il y a un épanchement abondant de liquide légèrement jaunâtre et contenant en suspension des flocons et des grumeaux. Les cartilages articulaires des deux rotules présentent l'aspect dépoli de l'état velvétique.

Ces deux observations montrent bien tous les dangers

de la congection pulmonaire, et la rapidité foudroyante avec laquelle elle peut déterminer la mort. L'autopsie a bien démontré que c'était à la congestion du poumon seule que l'on devait rapporter les accidents, même dans le dernier cas, qu'on avait songé à attribuer avant l'autopsie à une embolie pulmonaire, tant leur marche avait été rapide.

Nous ferons remarquer en même temps que la gravité des accidents n'a aucun rapport avec l'intensité de l'attaque de rhumatisme articulaire, puisque dans notre seconde observation c'est dans une forme tout à fait subaiguë que l'on a vu, sans cause connue, débuter subitement cette grave complication.

Le traitement, chez les deux malades, a consisté dans l'application de ventouses sèches dont on n'a retiré aucun résultat. D'après ces faits, nous croyons qu'il y aurait plus d'avantage à faire immédiatement une large saignée, et c'est la pratique que nous serions disposé à suivre, si nous nous trouvions en présence de cas semblables.

Nous avons déjà signalé les causes de l'embolie pulmonaire et nous n'avons pas besoin d'insister longtemps pour montrer que, souvent sans importance, elle peut amener une mort immédiate. Mais c'est un accident plus rare que le précédent, et ce que nous en avons déjà dit nous dispense d'y insister davantage. Il ne nous reste plus à examiner, comme cause de mort, du côté des organes respiratoires, que les épanchements pleuraux.

Les pleurésies rhumatismales sont très-fréquentes dans le courant de l'attaque de rhumatisme articulaire aigu : elles ne diffèrent en rien, par leurs signes physiques de percussion et d'auscultation, des pleurésies aiguës communes. Mais comme elles ne se montraient qu'en tant qu'affection secondaire, leurs symptômes peuvent être masqués par ceux de l'affection préexistante. Extrêmement mobiles, eu égard à la quantité de l'épanchechement qui, sans cause connue comme toutes les manifestations rhumatismales, varie considérablement du jour au lendemain, elles doivent leur caractère de bénignité ou de gravité non pas à la nature de la maladie, mais aux circonstances particulières de leur développement, selon qu'elles sont simples ou doubles, rattachées ou non à des lésions pulmonaires et cardiaques, droites et gauches, etc..... Elles prennent parfois un tel développement et l'épanchement acquiert une abondanee assez grande pour compromettre directement l'existence et nécessiter une ponction.

VII.

COMPLICATIONS DU COTÉ DU SYSTÈME NERVEUX.

Le rhumatisme cérébral est une des complications les plus redoutables, et une de celles qui, par sa fréquence, a le plus attiré l'attention des observateurs. De nombreux mémoires ont été publiés sur ce sujet et diverses théories ont été mises en avant pour expliquer d'une façon rationnelle les symptômes observés. L'hyperthermie, qui a été rangée dans cette classe, ne nous occupera pas, puisque nous avons déjà donné les raisons qui nous paraissent devoir ranger dans une classe à part les graves accidents qui sont la conséquence de l'élévation extrême de la température. La métastase est une théorie aujourd'hui abandonnée et on est obligé de chercher ailleurs des explications. Beaucoup d'auteurs voient dans la multitude des lésions la raison de l'invasion des centres nerveux, et Gubler s'exprime ainsi (*Du rhumatisme, cérébral*, p. 278) au sujet de la diminution ou de la disparition des douleurs articulaires au moment de l'envahissement du système nerveux, car il admet une sorte de balancement entre les symptômes cérébraux et les phénomènes articulaires : « Quand le cerveau fonctionne outre mesure, et dépense, si j'ose le dire ainsi, dans ses manifestations désordonnées, la plus grande partie de la force nerveuse, le graud sympathique est réduit à l'inertie; mais celui-ci reprend son empire quand l'autre se tait : ainsi s'expliquent ces phénomènes. » Gubler reconnaît d'ailleurs qu'il est des cas où aucun balancement ne s'établit et où l'encéphalopathie constitue simplement une lésion de plus. C'est vers cet avis que nous nous inclinons.

Nous admettons que l'état du cœur peut jouer un rôle dans le développement des accidents, mais à un degré bien moindre que l'état du sang qui, dans des cas très-exceptionnels, il est vrai, peut être la cause immédiate d'embolies cérébrales.

Il y a pour cette complication un véritable caractère de spécificité indiquant que l'affection agit elle-même sur les centres nerveux. Ne voit-on pas, comme l'a fait remarquer Trousseau, le rhumatisme le plus intense par la fièvre et la douleur, ne provoquer ni délire, ni somnolence, ni phénomènes ataxiques, tandis que tout le cortége de graves symptômes du rhumatisme cérébral se voit dans les cas qui présentaient en apparence la plus grande bénignité?

Mais il y a dans l'apparition de cette complication des causes prédisposantes dont il faut tenir grand compte lorsqu'on est en présence d'une attaque de rhumatisme et qu'on veut essayer d'en prévoir la terminaison : ce sont les prédispositions aux accidents cérébraux sur lesquels insiste avec tant de raison Trousseau dans ses *Cliniques de l'Hôtel-Dieu*. L'alcoolisme des malades est encore une des circonstances des plus favorables au développement des accidents cérébraux.

Quant à l'influence des médicaments et du sulfate de quinine en particulier qui a été si souvent incriminé parce que précisément pris à certaines doses il détermine des accidents cérébraux, nous n'avons trouvé aucune observation qui puisse établir son influence nocive. Et M. Bernutz, qui en était un des plus ardents partisans dans l'affection qui nous occupe, n'avait pas dans son service de l'hôpital de la Charité d'accidents plus nombreux que des collègues qui en proscrivaient l'emploi.

Le sexe et l'âge ne jouent un rôle qu'à cause de l'influence qu'ils ont sur le degré d'alcoolisme des sujets. L'hérédité agit par la prédisposition cérébrale. Enfin, le saturnisme, l'albuminurie, l'hystérie, l'épilepsie, ont dans ce cas une importance exceptionnelle, facile à comprendre par leur action sur les centres nerveux. Nous ne voyons pas qu'on puisse invoquer d'autres causes de complications cérébrales.

L'époque d'apparition des accidents est très-variable : c'est quelquefois au début même des accidents articulaires qui subissent alors une délitescence remarquable, mais le plus généralement c'est dans la période d'état, du cinquième au vingtième jour, d'après Olivier et Ranvier. Ils peuvent aussi survenir à la fin de l'attaque, au moment même où tout permettait de croire que le malade allait entrer franchement en convalescence. D'ailleurs, quel que soit le moment où les accidents se présentent, on ne peut en tirer aucun renseignement pour le pronostic.

Le rhumatisme cérébral peut se montrer à la première attaque aussi bien qu'aux attaques suivantes, alors même que le sujet n'aurait jamais eu précédemment la moindre manifestation cérébrale. On l'observe bien aussi dans le rhumatisme articulaire aigu généralisé que dans le mono-articulaire, et quelle que soit l'intensité de l'affection aiguë ou subaiguë. C'est néanmoins dans les formes généralisées de la maladie qu'on le rencontre le plus souvent. Les symptômes, tels que douleurs de tête, vomissements, constipation, délire du coma, convulsions, troubles circulatoires, modifications de la température, se montrent, suivant les cas, avec une intensité variable; mais presque toujours la mort vient terminer l'affection, quelle que soit la forme qu'elle revête.

Les variétés de cette complication sont en effet assez notables pour que Trousseau, pour les besoins de la description, en ait établi six formes :

1° Une forme apoplectique portant sur le cerveau et la moelle et s'accompagnant de phénomènes paraplégiques, hémiplégiques, aphasiques, etc. Mais pour l'ictus apoplectique il professe l'opinion que nous avons adoptée et il le rattache à d'autres causes, telles que les embolies et les thromboses; il ne fait que signaler la congestion pulmonaire suraiguë dont nos observations ont démontré toute l'importance.

2° La forme délirante, à marche aiguëe, aboutissant à la stupeur et au coma qui conduisent définitivement à la mort. Nous disons à marche aiguë, parce qu'en effet la forme chronique peut entraîner un délire persistant, véritable manie rhumatismale sur laquelle nous avons entendu M. le professeur Ball faire des leçons cliniques qui établissent irréfutablement cette terminaison de la maladie.

3° La forme méningitique qui par ses symptômes se confond avec la forme délirante, mais qui en diffère considérablement au point de vue anatomo-pathologique, puisque dans cette forme on trouve à l'autopsie les lésions caractéristiques de la méningite. Il est très-rare de la rencontrer et nous n'avons trouvé que très-peu d'exemples dans les Bulletins pourtant si complets de la Société anatomique.

4° La forme convulsive qui ne diffère des deux précédentes que par l'intensité plus grande des troubles qui atteignent le système musculaire et qui, à tous les autres points de vue, se confond avec elles.

5° La forme hydrocéphalique, toujours accompagnée de coma, et qui à l'autopsie se caractérise par l'épanchement souvent considérable qu'on rencontre dans les ventricules du cerveau.

6° Enfin, la forme choréique, surtout chez les enfants, et dont on trouve dans les Bulletins de la Société anatomique une belle observation, terminée par la mort, et qui a été recueillie dans le service de M. Barthez, à l'hôpital Sainte-Eugénie, en novembre 1876.

Dans sa remarquable thèse sur le rhumatisme viscéral, M. le professeur Ball (1866) les groupe seulement sous trois formes symptomatiques, tout en faisant remarquer qu'elles n'altèrent en rien une unité monologique : formes méningitique et apoplectique, qui ont le caractère aigu, et forme vésanique, à marche chronique.

Nous n'insisterons pas plus longtemps sur l'interprétation à donner aux accidents cérébraux et sur les formes cliniques qu'ils revêtent. Il nous suffit de faire remarquer combien les manifestations cérébrales du rhumatisme articulaire aigu ont de gravité, et combien elles doivent rendre réservé le pronostic du médecin.

A l'appui de cette opinion, nous citerons l'observation suivante, recueillie dans le service de M. le professeur Ball :

Observation III.

Le nommé Pierlot, Jean, ébéniste, âgé de 18 ans, est entré à l'hôpital Saint-Antoine, le 2 novembre 1878. Ce malade, qui avait toujours joui d'une bonne santé, qui n'avait jamais eu d'attaque de rhumatisme articulaire et dont les parents ne paraissent, d'après ce qu'il raconte, avoir jamais eu de manifestations arthritiques, a été pris quatre jours avant son entrée dans les salles de douleurs très-vives au genou gauche.

Dès le lendemain, plusieurs articulations étaient atteintes, le malaise était général, l'inappétence complète, et il y avait eu plusieurs petits frissons. Les accidents le déterminèrent à demander son admission à Saint-Antoine.

L'examen du malade a été fait le 5, à la visite du matin. On constate que les articulations tibio-tarsiennes sur leurs côtés sont rouges, tumé fiées et douloureuses, ainsi que celle du genou gauche. Aux membres supérieurs, l'articulation radio-carpienne gauche est seule malade.

Comme complication viscérale, on constate un bruit de souffle au premier temps et à la pointe ; mais en dehors de cette insuffisance mitrale, on ne découvre aucune lésion ; la respiration est normale et la sonorité de la poitrine n'est pas altérée.

La fièvre est assez intense et les fonctions digestives troublées ; état saburral de la langue, inappétence, constipation. On lui donne 8 grammes de salicylate de soude.

Les jours suivants, il ne se produit aucune modification dans les symptômes.

Le 9 novembre, de nouvelles articulations se prennent : le coude et l'épaule du côté droit. On fait envelopper les articulations dans l'ouate, et on continue le salicylate de soude qui n'a cependant encore donné aucun résultat.

Le 10, même état du côté des articulations. Le malade accuse une certaine difficulté pour respirer et une vive douleur précordiale. L'examen des poumons ne dénote aucune altération ; mais l'auscultation du cœur permet de retrouver le bruit de souffle que nous avons déjà signalé, associé à des frottements péricardiques très-nets. On prescrit un vésicatoire sur la région du cœur.

Le 11, l'état général ne paraît pas sensiblement modifié, et les altérations articulaires subsistent au même degré ; mais, à la visite, on est frappé de l'état de bouffissure que présente la face du malade. Les urines sont aussitôt examinées et on n'y constate aucune trace d'albumine. L'examen du cœur fait reconnaître toujours le bruit de souffle du premier temps et de la pointe et les frottements de la péricardite sèche.

Le 13, le malade paraît mieux, les douleurs articulaires ont diminué et lui, qui ne pouvait faire aucun mouvement dans son lit les jours précédents, semble reprendre un peu d'activité. Lui-même dit qu'il se sent bien plus fort et qu'il est presque guéri. La bouffissure de la face a disparu, et la respiration est facile, le malade cause bien et n'éprouve aucune souffrance ; il accuse au contraire un sentiment de bien-être qui contraste avec la situation des jours précédents. Température 38,2.

Nous l'avions laissé dans ces conditions le 13 au matin ; aussi fûmes-nous étrangement surpris lorsqu'en revenant dans le service le 14, nous apprîmes que le malade était mort.

Vers le milieu de la journée, il avait été pris de délire. D'abord il avait divagué, mais tranquillement, sans essayer même de quitter son lit ; mais, un peu plus tard, vers 8 heures du soir, un délire violent s'était déclaré et on avait été obligé d'appliquer la camisole de force. Son excitation s'est prolongée jusqu'à 1 heure du matin. A ce moment il a eu plusieurs accès de suffocation, puis il est tombé dans le coma. Il est resté dans cet état jusqu'à 4 heures du matin, heure de la mort. Comme traitement, on lui avait prescrit d'abord 10 centigrammes d'extrait thébaïque ; plus tard, 4 grammes de bromure de potassium ; puis dans la période du coma, l'interne de garde avait été de nouveau appelé et avait fait appliquer 12 ventouses scarifiées et des sinapismes aux membres inférieurs.

Autopsie. — Le 16 novembre, l'autopsie est faite à 9 heures du matin.

A l'ouverture du thorax, on constate qu'il n'y a pas de liquide dans les plèvres ; il existe seulement quelques adhérences.

Les poumons ont leur aspect normal et sont légèrement emphysémateux ; mais lorsqu'on les a retirés de la poitrine, on constate qu'à leur base ils sont le siége d'un certain degré de congestion.

Le cœur est assez volumineux, dilaté ; les valvules aortiques sont épaisses, mais suffisantes. La valvule mitrale est le siége de petites végétations au niveau de son bord libre.

Le péricarde renferme un peu de liquide, et ses parois, dépolies, sont en plusieurs points tapissées de fausses membranes.

Les viscères abdominaux ne présentent aucune trace d'altération : le foie a son aspect normal, les reins ne sont nullement altérés, mais la rate, qui n'a pas augmenté de volume, est un peu diffluente.

Quant au cerveau, il est volumineux et pèse 1,450 grammes. Les méninges sont œdématiés, mais sans trace d'inflammation. Les veines sont gouflées de sang.

A la coupe, on ne trouve aucune lésion de la pulpe cérébrale ; mais elle est extrêmement diffluente. Les ventricules ne renferment pas de liquide.

Malgré l'absence de lésions cérébrales, on ne saurait

rapporter la mort à d'autres complications qu'à celle du rhumatisme cérébral. En effet, ni l'état des viscères, ni l'élévation de la température n'en pourrait donner l'explication.

Rappelons du reste qu'en dehors des cas, à phlegmasie franche, dans lesquels on trouve une altération des méninges, et ceux où l'épanchement liquide des ventricules viennent bien nettement montrer la lésion qui atteint le cerveau, le plus généralement on ne constate rien à l'autopsie, d'autant plus que souvent les accidents sont dus à des troubles circulatoires qui disparaissent avec la vie.

Nous ne parlerons pas de l'embolie cérébrale dans le rhumatisme, parce qu'elle est rarement constatée et et qu'elle ne détermine que bien rarement la mort immédiate.

Le diagnostic est quelquefois difficile au début ; nous avons indiqué les signes qui permettent de l'établir. Nous devons ajouter que M. Bouchut a appelé l'attention sur un mode d'exploration qui peut dans ces cas rendre de grands services : c'est l'examen du fond de l'œil à l'aide de l'ophthalmoscope. Ces connexions intimes qui relient entre elles la circulation cérébrale et la circulation du fond de l'œil permettent en effet par l'examen de l'une de se rendre compte de l'état de l'autre.

Disons, en terminant ce rapide exposé, que la marche souvent foudroyante des accidents rend, en général, illusoire le traitement du rhumatisme cérébral.

Du rhumatisme spinal. — Le rhumatisme frappe la moelle au même titre que le cerveau et le cervelet; mais dans cette forme, comme pour le rhumatisme cérébral, on est bien peu fixé sur les lésions, et même l'histoire clinique de cette complication est loin d'être complète. M. Mora, dans une thèse passée en mai 1876 sur les localisations spinales du rhumatisme, insiste sur les variétés des symptômes qu'il présente et rapporte à trois types les formes diverses qu'il peut affecter :

Un premier type bénin, caractérisé seulement par des douleurs vagues dans les membres inférieurs et de la rachialgie ;

Un type moyen qui est surtout caractérisé par la fièvre et les phénomènes hémiplégiques et surtout l'extension de la maladie à l'encéphale.

La plupart des auteurs du reste sont de cet avis, et considèrent que le danger du rhumatisme spinal réside surtout dans sa propagation à l'encéphale. Nous avons cependant trouvé dans les Bulletins de la Société anatomique du mois de janvier 1865 (pages 40-48) une observation de M. Tixier, interne des hôpitaux, recueillie dans le service de M. Lorain à l'hôpital Saint-Antoine, qui est un cas absolument probant de rhumatisme spinal ayant déterminé la mort sans aucune complication cérébrale. A l'autopsie, on a même trouvé du pus dans le canal rachidien. Les autres organes n'étaient le siége d'aucune altération et ne pouvaient par conséquent être accusés d'avoir provoqué la mort.

Cette complication est d'ailleurs des plus exceptionnelles ; mais, bien qu'elle ait été niée par quelques auteurs, on ne saurait en contester la réalité.

VIII.

DES COMPLICATIONS PÉRITONÉALES.

Les accidents du côté du péritoine sont extrêmement rares dans le cours du rhumatisme aigu. Nous en parlons seulement pour mémoire et d'après le dire des auteurs, car il ne nous a jamais été donné d'en observer. D'après les recherches que nous avons faites cependant, il nous paraît bien démontré que la péritonite peut se produire, accompagnée de douleurs abdominales, de ballonnement du ventre, de vomissements porracés, d'altération de la face, d'algidité. Cette forme rhumatismale de la péritonite est infiniment moins grave que les autres; elle se termine généralement par la guérison à tel point qu'un certain nombre d'auteurs avancent même qu'elle n'est jamais mortelle.

Andral a cité une observation (Péritonites aiguës terminées par la mort, obs. V, page 572), qui est contestée par M. Besnier, parce que le malade était en même temps atteint d'affection chronique des voies urinaires, et d'autres accidents, suffisants, d'après lui, pour expliquer la mort. Mais l'observation de Leudet (de Rouen) ne donne pas prise à une pareille critique. A l'autopsie d'un malade mort de rhumatisme articulaire aigu, ce clinicien constata nettement l'existence d'une péritonite aiguë, purulente et plastique. Mais en dehors de ce fait absolument incontestable, tous ceux que nous avons trouvés se sont terminés par guérison. En tous cas, les observations d'Andral et de Leudet, fussent-elles uniques, seraient suffisantes pour établir d'une façon certaine la possibilité d'une terminaison funeste dans le rhumatisme articulaire par complication péritonéale.

IX.

DES COMPLICATIONS DU RHUMATISME SECONDAIRE.

Nous désignerons sous ce nom, comme l'a fait M. Besnier, les manifestations rhumatismales qui se montrent en relation avec divers états pathologiques. L'emploi de ce qualificatif, en effet, permet d'indiquer à la fois son caractère secondaire, et l'affection particulière à laquelle il emprunte son existence et son cachet spécial.

Nous avons réservé pour la fin de notre travail l'étude des complications fâcheuses qui peuvent se produire dans le cours d'une attaque de cette forme de rhumatisme articulaire, que nous désignons sous le nom de secondaire, parce que, d'une part, dans bon nombre de cas, les accidents qui se manifestent ne diffèrent en rien de ceux que nous avons précédemment étudiés, et qu'alors il nous suffira de les signaler; et, d'autre part, parce que nous pensons qu'on a rangé à tort sous cette dénomination des affections à forme rhumatoïde qu'il convient d'en séparer.

Lorsque le rhumatisme articulaire succède au traumatisme, ce qui se rencontre fréquemment, comme l'a fait remarquer le professeur Verneuil, et bien d'autres observateurs après lui, il ne présente aucun caractère particulier.

Il n'en est pas de même des attaques qui se montrent après la scarlatine, et Trousseau a insisté dans ses cliniques sur la grande tendance de cette forme à passer à la suppuration.

Le rhumatisme post variolique, étudié surtout par le professeur Brouardel dans les Archives générales de médecine (décembre 1874), présente les mêmes caractères. L'affection emprunte alors aux conditions particulières dans lesquelles elle se développe une gravité beaucoup plus grande et une marche différente qui nous paraît justifier la dénomination que nous avons acceptée.

Nous en dirons autant du rhumatisme puerpéral, où la tendance à la suppuration est encore bien plus marquée que dans les formes précédentes. Cependant, en lisant les nombreuses observations publiées sur ce point et les critiques qu'en fait M. Guyot, médecin des hôpitaux, dans un mémoire publié dans les Bulletins de la Société anatomique, on est porté à ne pas mettre dans tous les cas sur le compte de l'affection articulaire tous les accidents observés. Souvent, en effet, c'est la pyémie qui est le point de départ de toutes les complications, et surtout de ces arthrites purulentes des nouveau-nés qui coïncident avec les accidents dits de fièvre puerpérale chez la mère.

En dehors de la fréquence de la terminaison par suppuration, rien ne distingue les attaques de rhumatisme secondaire de l'attaque franche, aiguë, que nous avons étudiée, et nous ne pourrions sur ce point que répéter les faits précédemment exposés.

La forme dite dysentérique ne nous paraît pas devoir être acceptée, les arthrites qu'on observe comme conséquence de la dysentérie n'étant le plus souvent que la manifestation de l'intoxication générale de l'économie, comme cela est du reste bien établi dans la thèse de Tétu, sur l'arthrite dysentérique (1875).

Il ne nous reste plus à signaler, pour terminer ce travail, que le rhumatisme blennorrhagique. Nous ne nous inquiétons pas des nombreuses théories émises dans la brillante discussion qui a eu lieu à la Société médicale des hôpitaux au sujet de sa nature et de sa pathogénie ; nous dirons quelques mots seulement sur les complications qu'il peut présenter, pour montrer que, même dans cette forme atténuée de rhumatisme articulaire aigu, on peut observer des accidents mortels. Ils sont extrêmement rares, et, dans la forme mono-articulaire qui est la plus commune, un certain nombre d'auteurs ont même dit qu'on n'observait pas de complications viscérales. Quelques-uns même se sont appuyés sur cette absence d'accidents pour séparer, au point de vue de leur nature, le rhumatisme articulaire aigu et le rhumatisme blennorrhagique. Ici cependant les complications viscérales peuvent se montrer, comme dans les autres formes de l'affection, du côté du cœur, de la plèvre, etc... Mais nous n'avons pas pu recueillir d'observations dans lesquelles on pût à juste titre leur imputer la mort.

Il n'en est pas de même des manifestations cérébrales et spinales qui se produisent quelquefois. Vidart (Du rhumatisme blennorrhagique, 1875) en a réuni plusieurs observations bien authentiques, et le professeur Péter a publié, dans la *France médicale* du mois d'avril 1875, n° 28, une observation intitulée : Rhumatisme cérébral rapidement mortel dans le cours d'un rhumatisme dit blennorrhagique. Dans son article sur le rhumatisme, il admet, lui aussi, le danger des complications dans la forme blennorrhagique et s'exprime ainsi à cet égard : « Les localisations viscérales peuvent avoir toute la gravité des localisations viscérales graves du rhumatisme articulaire aigu le plus franc ; il ne faut pas l'oublier, les arthroblennorrhagiques les moins rhumatisants en apparence peuvent contracter une affection du cœur définitive, être foudroyés par un rhumatisme cérébral. Mais, ce qu'il faut ajouter de suite, c'est que ces accidents sont infiniment plus rares que dans le rhumatisme articulaire franc. »

Les causes de mort dans le rhumatisme articulaire aigu sont nombreuses, comme on le voit. Nous nous sommes efforcé de les réunir toutes dans notre thèse inaugurale, en recherchant dans les divers recueils les observations publiées sur ce point, et nous nous sommes surtout étendu sur les accidents pulmonaires et cérébraux, parce qu'il nous avait été donné d'en observer quelques cas dans les services que nous avons fréquentés.

C'est en nous appuyant sur l'ensemble des faits que nous avons étudié dans ce travail que nous nous croyons autorisé à poser les conclusions suivantes.

CONCLUSIONS.

La fréquence des complications mortelles dans le courant d'une attaque de rhumatisme articulaire aigu peut être approximativement évaluée à 4 pour 100 des sujets atteints.

La mort peut survenir par hyperthermie, par altération du sang, par suppuration.

Elle est plus souvent encore la conséquence directe des complications viscérales du côté du cœur, du poumon, des centres nerveux, du péritoine.

Dans le rhumatisme secondaire, la mort se produit dans les mêmes conditions, mais en général la tendance à la suppuration est plus marquée.

Le rhumatisme blennorrhagique lui-même n'est pas à l'abri des complications mortelles ; mais elle sont extrêmement rares.

Les accidents qui produisent la mort ont, dans le plus grand nombre de cas, une marche foudroyante, et leur traitement est très-exceptionnellement couronné de succès.

TABLE DES MATIÈRES.

PARIS.—A. PARENT, Imp. de la Faculté de Médecine, r. M.-le-Prince, 29-31.

www.ingramcontent.com/pod-product-compliance
Lightning Source LLC
LaVergne TN
LVHW021526140926
848035LV00047B/1215
* 9 7 8 2 0 1 9 6 4 3 0 4 1 *